I0846493

O QUE OS MÉDICOS NÃO DIZEM SOBRE MASTURBAÇÃO

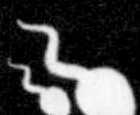

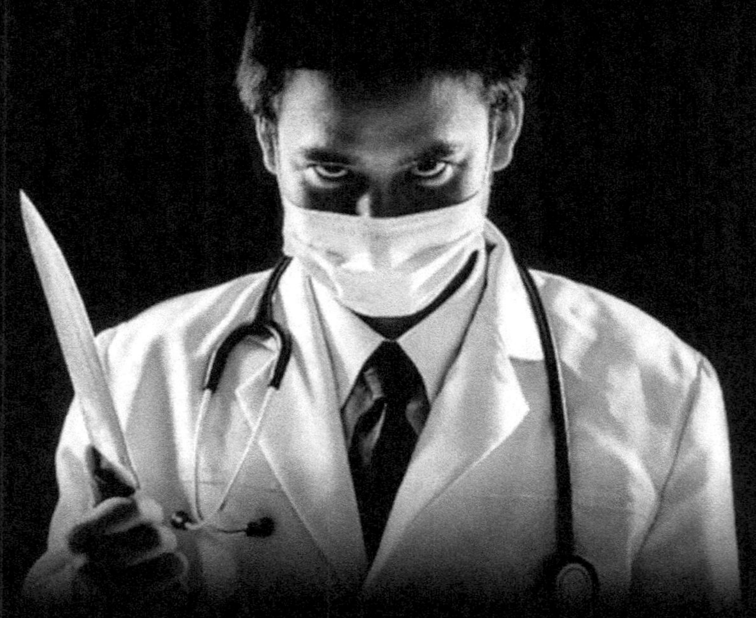

Pastor Donald Onyeka Ugwu

Isenção de responsabilidade.

• Mudei alguns nomes para proteger a privacidade das pessoas.

• Este livro não substitui o conselho de um profissional médico. Consulte seu médico antes de fazer qualquer alteração em sua dieta ou plano de saúde regular. Para manter o anonimato dos indivíduos envolvidos, alterei alguns detalhes

• Qualquer semelhança com pessoas reais, vivas ou mortas, é mera coincidência.

Dedicação.

Dedico este projeto ao Espírito Santo que tem sido meu sócio sênior,
Diretor, amigo e melhor conselheiro.
Obrigado. pois você está sempre lá para me ajudar.
E para todos aqueles que lutam secretamente contra o monstro
Chamado vício em masturbação.

Introdução

Eu sou Donald Onyeka Ugwu. Um pastor e um ministro de libertação com um ministério de milagres na montanha de fogo. Sede regional do Nordeste 2 na Nigéria. Formado em uma escola de aconselhamento, escola de estudos bíblicos, escola de oração, escola de libertação e escola de ministério.

E eu cortei em vários ofícios do ministério, incluindo:

O guerreiro de oração é um líder.

Esquadrão de oração como líder.

Acompanhamento da casa como líder.

Intercessor territorial como líder.

 Equipe de libertação como líder.

Um pastor de jovens.

Com mais de 16 anos de experiência na área de libertação e no decorrer desses anos, vi toda sorte de jugos e escravidões quebradas. O senhor libertou muitos cativos por meio de minhas ministrações.

Defensor anti masturbação.

Autor Desvendando o curso do livro Masturbação.

Meu conselho pessoal:

"Da década de 1930 a 1950, os pacientes recebiam cigarros prescritos pelo médico, pois não eram vistos como perigosos como agora. A causa disso foi porque as marcas de tabaco contrataram médicos de garganta para explicar que poeira, germes e falta de mentol eram os culpados quando se tratava de doenças, não de cigarros. Na verdade, eles acreditavam que os cigarros não eram prejudiciais e, uma vez que as pessoas começavam, tornavam-se viciadas!

As empresas de tabaco começaram campanhas em revistas e jornais para encorajar as pessoas a fumar com anúncios como 'Dr.. Pouco depois, em 1948, as ligações entre tabagismo e câncer de pulmão começaram a se tornar aparentes. Os fabricantes de cigarro contestaram essa evidência, como parte de uma conspiração orquestrada para salvar as vendas de cigarros. Uma dieta antinicotina foi iniciada pelas empresas de tabaco e cigarros com baixo teor de nicotina foram introduzidos. O objetivo era reduzir a ingestão de nicotina e seu slogan era "sem desistir de um único cigarro". As empresas duvidavam que houvesse relação entre o câncer de pulmão e o tabaco, então, ao invés de admitir o problema de saúde, encontraram uma solução para cobri-lo para não perder seus lucros" Melhor clínica de saúde.

Não sou contra os médicos, apenas defendo mais pesquisas sobre os efeitos colaterais da masturbação excessiva.

Meus objetivos neste livro.

I, Para criar consciência de como os vícios da masturbação afetam as células cerebrais.

II Abrir o entendimento das pessoas sobre como a masturbação excessiva causa deficiência de nutrientes.

III Para dar uma visão sobre o valor das folhas de moringa, como a melhor cura para os efeitos colaterais da masturbação excessiva.

IV Desvendar o valor nutricional das folhas de moringa.

Por que eu embarco neste projeto de livro.

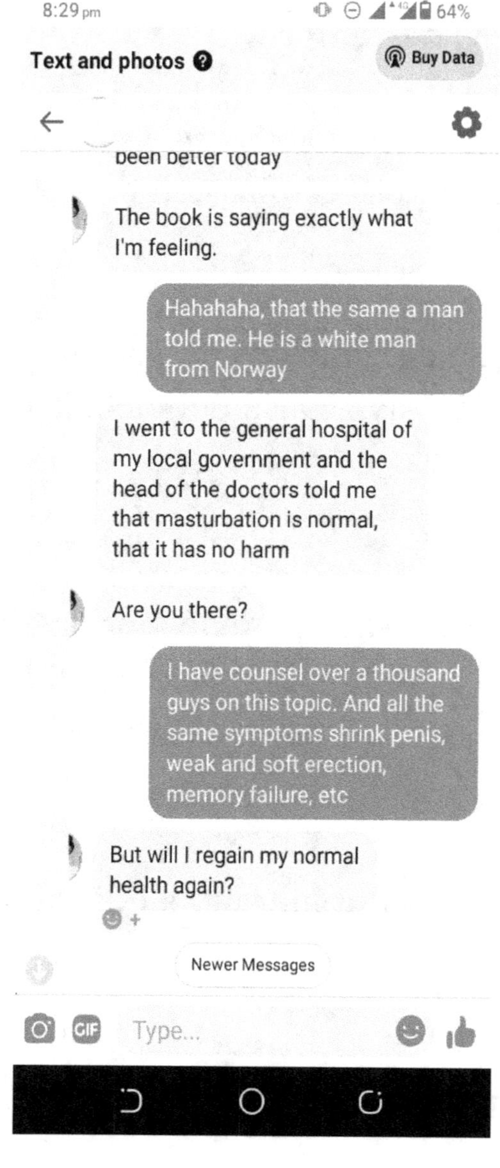

Depoimentos de meus alunos após 3 semanas de uso de folhas de moringa.

Capítulo um.
O que é masturbação?

Masturbar-se é estimular-se sexualmente. Em outras palavras, fazer sexo sozinho, consigo mesmo.

Vocabulário de origem

Mas depois de muito aconselhamento, pesquisa e questionamento, descobri que a masturbação é mais do que a estimulação física de órgãos sensíveis. É um ato que envolve muito os reinos da imaginação. É isso que quero dizer, o masturbador imaginou a cena sexual em sua mente e depois cometeu os atos.

Eu defino a masturbação como sexo mental ou sexo imaginário que envolve estimulação física.

Os reinos da imaginação e da masturbação.

O reino da imaginação, quando usado corretamente, é a sede da criatividade.

A imaginação, canalizada no caminho da meditação bíblica, abre a pessoa para as iluminações divinas. Da mesma forma, o ocultismo e a feitiçaria usam os reinos da imaginação para acessar os reinos do espírito.

"A imaginação é o passo fundamental para entrar em contato com o mundo espiritual" Rebekah Brown. MD.[Autor veio para libertar os cativos]

Fonte: curso do livro revelando a masturbação.

Natureza viciante da masturbação?

Encontrei muitos artigos encorajando as pessoas a explorar seu corpo através da masturbação, e para que realmente entendam como seus órgãos sexuais funcionam.

E a melhor forma de usá-lo, para obter satisfação sexual. Mas, como sempre, a maioria desses artigos não alertará o público de que esse ato é altamente viciante.

Organizações mundialmente aclamadas, como a paternidade planejada, querem se estender para fazer estas declarações sobre masturbação em seu site:

"A masturbação é normal e pode ser uma maneira saudável de aprender sobre seu corpo. Na verdade, é a forma mais segura de ter prazer sexual que existe — não há risco de gravidez ou DSTs

Masturbar-se é totalmente saudável e totalmente normal. Existem muitos mitos por aí com o objetivo de assustá-lo e fazê-lo pensar que a masturbação é errada ou ruim. Mas a verdade é que a masturbação é perfeitamente segura. A masturbação não o deixará cego, louco ou estúpido. Não danificará seus órgãos genitais, causará espinhas ou impedirá seu crescimento. Não esgota todos os seus orgasmos nem arruína outros tipos de sexo.

Na verdade, a masturbação pode ser boa para você"

fonte: www.plannedparenthood.org

Veja a resposta de organizações como John Hopkins quando alguém lhes escreveu para ouvir sua opinião sobre a masturbação:

Eu gostaria de saber se é 'OK' se masturbar. Recentemente, quando estou sozinho, uso-o para aliviar o estresse e me sinto ótimo depois. Mas eu vejo sites online que estão dizendo que é 'errado' e 'sujo'. Eu realmente quero descobrir se é normal ou estranho.
–Shea*
Do ponto de vista médico, não há nada de errado com a masturbação. É perfeitamente normal que homens e mulheres se masturbem. A masturbação pode liberar a tensão sexual, assim como outras tensões.
A masturbação vai contra as crenças de algumas religiões e outros grupos. Provavelmente é por isso que você está encontrando informações conflitantes online. Os médicos da Teens Health só podem avaliar os efeitos na saúde: a masturbação não pode afetar a saúde física de uma pessoa de forma alguma.
Rumores sobre masturbação causando problemas físicos não são verdadeiros. A masturbação às vezes pode entrar em conflito com as crenças religiosas ou valores pessoais de uma pessoa.

Fonte: www.hopkinsallchildrens.org

Graças a Deus pela organização mundial de saúde que saiu corajosamente e disse ao mundo a verdade sobre esse hábito humanizador. A seguinte declaração foi feita em 11 de fevereiro de 2022 pela OMS.

"O transtorno do comportamento sexual compulsivo é caracterizado por um padrão persistente de falha no controle de impulsos ou impulsos sexuais repetitivos e intensos, resultando em comportamento sexual repetitivo. Os sintomas podem incluir atividades sexuais repetitivas tornando-se um foco central da vida da pessoa a ponto de negligenciar a saúde e cuidados ou outros interesses, atividades e responsabilidades; numerosos esforços infrutíferos para reduzir significativamente o comportamento sexual repetitivo; e comportamento sexual repetitivo continuado, apesar das consequências adversas ou obtendo pouca ou nenhuma satisfação dele. o comportamento sexual repetitivo se manifesta durante um longo período de tempo (por exemplo, 6 meses ou mais) e causa sofrimento acentuado ou prejuízo significativo no funcionamento pessoal, familiar, social, educacional, ocupacional ou em outras áreas importantes do funcionamento. a julgamentos morais e desaprovação sobre impulsos, impulsos ou comportamentos sexuais não é suficiente para atender a esse requisito.

Recursos essenciais (obrigatórios):

Um padrão persistente de falha no controle de impulsos ou impulsos sexuais intensos e repetitivos, resultando em comportamento sexual repetitivo, manifestado em um ou mais dos seguintes aspectos: Envolver-se em comportamento sexual repetitivo tornou-se um foco central da vida do indivíduo a ponto de negligenciar a saúde e cuidados pessoais ou outros interesses, atividades e responsabilidades.

O indivíduo fez vários esforços infrutíferos para controlar ou reduzir significativamente o comportamento sexual repetitivo. A pessoa continua a se envolver em comportamento sexual repetitivo mesmo quando obtém pouca ou nenhuma satisfação com isso. O padrão de falha em controlar impulsos ou impulsos sexuais intensos e repetitivos e o comportamento sexual repetitivo resultante se manifesta durante um período prolongado de tempo (por exemplo, 6 meses ou mais).

O padrão de falha em controlar impulsos ou impulsos sexuais intensos e repetitivos e o comportamento sexual repetitivo resultante não é mais bem explicado por outro transtorno mental (por exemplo, Episódio Maníaco) ou outra condição médica e não é devido aos efeitos de uma substância ou medicamento. O padrão de comportamento sexual repetitivo resulta em acentuado sofrimento ou prejuízo significativo no funcionamento pessoal, familiar, social, educacional, ocupacional ou em outras áreas importantes do funcionamento.

FONTE: organização mundial de saúde

O que as declarações acima significam de acordo com Nofab.com

"De acordo com o aviso publicado no site da OMS (em 11 de fevereiro de 2022), o CID-11 adicionou recentemente mais "descrições clínicas" e uma seção de "requisitos de diagnóstico" para classificações de saúde mental. Esta atualização resultou na adição de novos conteúdos ao diagnóstico de Transtorno de Comportamento Sexual Compulsivo. As mudanças incluem a especificação de que o CSBD inclui o "uso de pornografia" e "sexo cibernético. (masturbação)" Também desmascara mais completamente os mitos de que CSBD tem algo a ver com julgamentos morais, altos impulsos sexuais, conflitos religiosos ou conflitos culturais.

Há uma enorme quantidade de desinformação on-line espalhada por ativistas que afirmam falsamente que o vício em pornografia é um conceito marginal, desmascarado ou pseudocientífico. Na realidade, a comunidade dominante de saúde mental (e o público) reconhece amplamente que o vício em pornografia é um problema genuíno e que o uso excessivo de pornografia também pode levar a outros efeitos adversos. Existem centenas de estudos sobre o uso problemático de pornografia, e muitos pesquisadores e médicos concordam que o uso excessivo e descontrolado de pornografia se encaixa no modelo de dependência comportamental.

A Organização Mundial da Saúde, reconhecendo o uso compulsivo de pornografia, documenta oficialmente o que os principais provedores de saúde mental e a comunidade científica apoiam.

Esses especialistas não estão sendo dissuadidos por ativistas marginais que negam a existência do uso problemático de pornografia como parte de guerras culturais pornográficas não relacionadas.

O uso problemático de pornografia não é sobre religiosidade. Às vezes, ativistas ou afiliados da indústria pornográfica deturpam o vício em pornografia como tendo motivação religiosa. Na realidade, o vício em pornografia não tem nada a ver com visões religiosas. De fato, NoFap, uma das maiores plataformas de recuperação de vício em pornografia, é secular com um público amplamente não religioso. Uma pesquisa indicou que apenas 14% dos usuários do NoFap listaram motivos religiosos como um fator para ingressar na rede de suporte de pares.

Fonte: Nofab.com

Apesar do esclarecimento da OMS, fiz minha pesquisa pessoal sobre este tópico (vícios em masturbação) e abaixo estão minhas descobertas e dados coletados de masturbadores e daqueles que leram meu primeiro livro revelando a masturbação.

"Fui exposto pela primeira vez a conversas sexuais sujas quando. Eu tinha 8 anos e vi minha primeira revista pornográfica com pessoas fazendo sexo na mesma idade. Vi meu primeiro vídeo pornográfico quando tinha 12 anos e, desde então, tenho o que acredito ser um vício em masturbação. Este é um pecado secreto que tenho vergonha de mencionar a alguém.

Eu cobiçava, fantasiava sexualmente e me masturbava com inúmeras garotas com quem estudei, mulheres com quem trabalhei e mulheres atraentes que vi em público. Agora estou bem na casa dos 40 e continua sendo um vício diário.

Meu pai faleceu quando eu tinha 7 anos e nenhum homem na família se apresentou para ser a figura masculina que um menino precisa. Minha mãe nunca se casou novamente e só teve um encontro em raras ocasiões depois, então éramos apenas eu, mamãe e minha irmã mais velha. Eu estava com vergonha de perguntar a minha mãe sobre qualquer coisa sexual. Então, minha educação sexual veio basicamente da escola pública, amigos faladores de palavrões e pornografia. Tornei-me um adolescente muito tímido, isolado, inseguro e socialmente desajeitado e continuo assim até hoje. Nunca tive um relacionamento romântico e nas únicas três tentativas de perseguir uma mulher falhei miseravelmente e saí parecendo um idiota. Portanto, meu desejo sexual foi "realizado" por meio de fantasias sexuais durante a masturbação.
Espiritualmente, eu vim a conhecer Jesus quando eu estava mergulhado nesse vício aos 14 anos. Uma senhora com quem minha mãe trabalhava nos convidou para ir à igreja e desde o início eu gostei e fui batizada. Mas eu permaneci neste vício pecaminoso. Ainda tinha problemas para se conectar com outras crianças da minha idade, principalmente meninas. Caí de

Cristo aos 17 anos (por um motivo não relacionado). Por Deus nunca deixe ir. Eu ainda acreditava e até rezava com bastante frequência. Mas eu era um adulto miserável, infeliz e desajeitado com um vício em masturbação agora.

 Eu não via pornografia, no entanto. Eu tinha vergonha de alugar um filme pornô ou entrar em um clube de strip-tease ou loja para adultos. Felizmente nunca procurei os serviços de uma prostituta.

Mas com o surgimento da internet, às vezes eu via clipes pornográficos gratuitos, mas apenas porque queria. Nunca senti o desejo irresistível de ver pornografia como tenho o desejo irresistível de fantasiar e me masturbar. Na verdade, não vejo pornografia há muito tempo. Mas uma forma de pornografia permanece em minha mente.

Seis anos atrás, uma situação terrível em minha família me trouxe de volta a Cristo e tenho me envolvido em minha pequena igreja desde então. Mas o desejo de cobiçar, fantasiar e se masturbar permanece. Na verdade, está mais forte do que nunca. Sinto uma vergonha incrível por isso. Estou constantemente tendo que ir a Deus e me arrepender por isso. Eu implorei a ele para me livrar desta escravidão, mas parece forte ainda. Pela graça de Deus, não por vontade própria, ainda sou sexualmente puro no nível físico (apenas porque sou um perdedor total com as mulheres). Mas minha mente, corpo e espírito estão contaminados com essa impureza sexual. Ainda estou com vergonha de discutir isso com alguém. É onde estou hoje.

Se você me conhecesse, provavelmente pensaria que sou um cara normal e de boa aparência que tem tudo sob controle.

Sou moderadamente bem-sucedido na vida em geral, amo a Deus e realmente acredito que tenho um bom coração e desejo de ser uma pessoa piedosa. Mas eu tenho esse vício horrível. Minha esperança é um dia encontrar uma mulher cristã para casar e compartilhar minha vida. Mas eu sei que isso não pode acontecer com esse terrível vício governando minha vida. Nenhuma mulher cristã merece um marido lascivo e de mente suja.

Tudo o que posso fazer é lutar com a ajuda de Deus. Enquanto escrevo isso, meu objetivo é chegar a este horário amanhã sem desistir. Se fizer isso, o próximo objetivo seria chegar no dia seguinte. Basicamente um dia de cada vez. No fundo, creio que Deus me livrará. Mas devo trabalhar com ele e me render a ele, preciso de ajuda"

De Adão.

"Aquele primeiro clique foi emocionante e esclarecedor, e fui imediatamente atraído e viciado. Eu realmente não sabia que a pornografia e a masturbação eram "ruins", mas senti a urgência de manter isso em segredo. No momento em que os entendi como pecado, fui fisgado e temi ser descoberto e rejeitado como a aberração que sentia que era. Afinal, pornografia é problema de homem mais velho e não de menina de 11 anos, certo? A pornografia se tornou meu conforto, companhia e aceitação por horas e horas todos os dias. Expor meu vício representava uma ameaça de desconforto, isolamento e rejeição das pessoas reais em minha vida.

Comecei a viver uma vida dupla. Costumo me descrever naquela temporada como o Duas-Caras da série Batman: amei a

Deus com toda a minha metade e amei meu vício com toda a minha outra metade.

Com o passar dos anos, essa tensão me consumiu de exaustão e eu sabia que precisava encontrar a liberdade, mas não fazia ideia de por onde começar. Aos 19 anos, quando uma amiga admitiu seu próprio vício em pornografia, comecei a longa jornada para a liberdade.

Descobrir que não estava sozinho foi um primeiro passo importante, mas pelos próximos 7 anos, continuei contando os dias sem pornografia, caindo em uma farra online, desmoronando em confissões cheias de vergonha com pessoas próximas a mim, e começar tudo de novo.

Minhas soluções não estavam funcionando e minha alma estava desgastada por causa do meu vício.

Uma temporada de dor

Em 2010, depois de 16 anos de dependência, pedi a Deus que me curasse a todo custo. Eu não queria mais viver com duas caras. Eu tinha ouvido falar de uma garota local de Kansas City, Crystal Renault, que dirigia um pequeno grupo de recuperação para mulheres em sua igreja. Não hesitei em me inscrever e naquela primeira noite saí com esperança porque vi que minha recuperação já estava em andamento. Eu não tinha percebido que cada vez que confessava, tinha responsabilidade, clamava a Deus e contava os dias, estava avançando lentamente em direção à liberdade.

Cada uma das outras senhoras foi tão corajosa naquela noite quanto a elas, esse foi seu primeiro passo e elas carregavam tanta vergonha e medo em seus rostos. Essa foi a noite em que eu soube que Deus já estava me curando e ele iria me curar.

Uma semana depois, eu estava caminhando e um motorista
bêbado saiu da estrada e me atropelou.

Deflacionado não começa a descrever o que eu estava sentindo
durante minha temporada de recuperação física. Eu estava
quebrado fisicamente, emocionalmente, mentalmente e
espiritualmente. Eu fui deixado na beira da estrada para morrer.
Em um estado que acho irônico, metade do meu rosto contém
metal para manter meus ossos quebrados juntos - tenho
literalmente duas caras. Minha capacidade de lidar com a
pornografia atingiu um nível baixo quando comecei a participar
de bate-papos, mensagens de texto e conexões pessoais. Eu me
senti sozinho, rejeitado pelo mundo e pelo próprio Deus, e
punido por minhas imperfeições bizarras. Senti muita dor com
a recuperação e tão exausta de tentar me consertar.

Eu estava me confortando da maneira mais baixa. Eu não
conseguia entender como um bom Deus que supostamente me
amava poderia permitir tal coisa em uma época em que eu
sentia que finalmente estava chegando.

Fonte: convinteye.com

"Acredito plenamente que meu vício foi resultado direto de
minha exposição precoce à pornografia há mais de 40 anos.
Não estou de forma alguma desculpando meu comportamento.
Fiz as escolhas que alimentaram meu vício. Há mais de um
ano, eu estava preso em meu vício sem esperança de liberdade.
Eu acreditava que era mau e estava condenado a ser uma
pessoa má. Finalmente vi o trauma e a dor que infligi à minha
esposa. Eu escolhi lutar contra isso de todos os ângulos.
Comecei a frequentar o grupo semanal de 12 passos. Envolvi-
me mais no pequeno grupo de homens da minha igreja. Li tudo

o que pude encontrar sobre vício em sexo. Desisti da televisão, das redes sociais e limitei meu uso da internet.

 Procurei terapia e depois de 5 terapeutas encontrei um CSAT. Ela me fez cavar fundo e encontrar a raiz do meu vício. Examinamos profundamente meu trauma de infância e o resolvemos com EMDR. Tudo começou com abuso sexual e minha exposição precoce à pornografia. Eu tenho uma nova vida e um novo casamento mais saudável agora. Eu sou uma pessoa melhor e um marido melhor agora. Não estou mais preso ao meu vício porque escolhi mudar minha vida para obter um resultado diferente. Eu li o livro do Sr. Capparucci e é um ótimo recurso. Resolvi a dor da minha criança interior e não preciso ficar à frente dela. Ele está no passado e não tem mais controle sobre mim, preciso de ajuda"

de: Ameh

"Sou provavelmente um dos casos mais graves neste site. Venho assistindo pornografia desde os 11 anos e comecei a desenvolver alguns problemas de disfunção erétil bastante significativos por volta dos 16 anos. Anos atrás, fui ao médico para fazer exames, apenas para voltar com um atestado de saúde. Isso me frustrou e me assustou, como tenho certeza que fez com todos vocês, e comecei a procurar freneticamente por respostas, ano após ano, por que um homem jovem e saudável estaria sofrendo de problemas sexuais significativos. Não foi até alguns meses atrás que descobri o curso de livro sobre masturbação, e todos os pontos logo começaram a se conectar, preciso de ajuda " de Dan.

Sou um homem de 29 anos, comecei a assistir pornografia e a me masturbar quase assim que cheguei à puberdade e, gradualmente, tive um grande problema para conseguir uma ereção, mesmo assistindo pornografia ou fazendo sexo de verdade, e tem sido frustrante para eu e minhas parceiras sexuais, garotas que fazem essas coisas pessoalmente. MAS, hoje tive minha primeira ereção involuntária em anos. Parece estúpido, mas estou tão feliz por ajudar.
De Okoh.

"Garanto, não importa quem leia isso, que as probabilidades estão seriamente a meu favor sobre qual vício era pior (não me orgulho disso – apenas um fato).
 Com base nas centenas de postagens que li, diria que meu problema provavelmente estava entre os 5% piores. Raramente leio sobre alguém tão mal quanto eu, e isso foi parte do motivo pelo qual tudo isso foi tão doloroso e pura miséria para mim. Sem esperança. … Não se engane – isso não foi fácil. Na verdade, é realmente difícil.
Lutei contra alguns vícios em minha vida - da nicotina ao álcool e outras substâncias. Eu superei todos eles, e este foi de longe o mais difícil. Impulsos, pensamentos malucos, insônia, sentimentos de desesperança, desespero, inutilidade e muitas outras coisas negativas fizeram parte do que passei com essa coisa de p e m. É uma coisa terrível e terrível com a qual nunca mais terei que lidar em minha vida - sempre preciso de ajuda " de sempre.

"Eu sou um símbolo de um caminho horrível possível para você. Eu sou um exemplo de por que você deve estar ciente de que ver pornografia é um grande problema. Não sou um millennial que está apenas tentando se desafiar como um experimento. De muitas maneiras, esta foi uma jornada ao longo da vida.

Para mim, a masturbação em tenra idade levou ao vício em pornografia na adolescência, o que acabou levando a uma atuação com relacionamentos emocionais/físicos casuais insatisfeitos com garotas, o que levou à bestialidade e, em seguida, a aventuras sexuais de alto risco com caras do craigslist e teatros adultos e prostitutas.

 strippers, massagistas, etc. Em algumas ocasiões, até fiz um cruzeiro e tentei pegar mulheres civis normais apenas caminhando ou esperando em um ponto de ônibus. Minhas sessões de masturbação ao longo dos anos incluíram utensílios domésticos, comida, roupas/sapatos de membros femininos da família, consumindo minha própria urina e sêmen, etc.

 Minhas fantasias - bem, você pode imaginar. Lendo artigos de jornais e assistindo a vídeos de homens mais doentes, sei que há um nível ainda pior depois disso e, felizmente, nunca fiz isso.
Quanto mais eu tentava parar, pior ficava. É como cutucar uma ferida. Há momentos em que estou limpo há meses e outros em que o faço várias vezes ao dia" Preciso de ajuda.
De Denis.

"Eu tenho uma pergunta para. Eu sou um cristão solteiro nascido de novo.
Entrei no Cristianismo com minha vida de masturbação (Faço TI desde a infância – criado em uma casa com pais divorciados).

 Desde que me tornei cristão consegui chutar a pornografia, mas continuei com a masturbação. Tipo de dica B. Então chegou o dia em que Deus falou comigo sobre TI. Tomei a decisão de parar. E parei, por mais de 2 anos e meio não me masturbei de jeito nenhum. Mas o desejo de fazê-lo ainda está lá. Às vezes, encontro minhas mãos no meu pênis pela manhã, quando acordo, continuo a massagear até sentir que está perto de ejacular e então paro. É quase como uma masturbação, e depois sinto uma grande vergonha e me arrependo, mas o desejo volta quase todas as manhãs. E estou farto deste tipo de vida. Como posso obter controle mesmo sobre isso? E como posso me tornar maduro nessa área?
Obrigado pela sua compreensão, sinta-se à vontade para me dar dicas"
de Florescer.

"Olá, sou bastante recente no cristianismo e estou lutando contra a masturbação, sinto que isso está me atormentando. Sou casado e minha esposa sabe e não se importa.
Eu quero parar, eu realmente quero por Deus. No entanto, a sensação de fazer isso é tão avassaladora para mim e eu conscientemente faço isso e sinto pura culpa imediatamente

depois, mas de alguma forma repito minhas ações, às vezes não sinto que estou no controle.

Com certeza sou do tipo c, o que me sinto ainda pior, gostaria de chegar ao tipo b e parar completamente! Passei 3 semanas sem fazer isso, então, de alguma forma, fui acionado novamente e pequei.

Está chegando a um ponto agora em que sinto que o Senhor está me endurecendo, pois estou abandonado e imperdoável no dia do julgamento. Às vezes também me pergunto se é o diabo tentando me tentar.

Eu tenho um passado muito lamentável antes de encontrar o senhor com muita fornicação com muitas mulheres e tento me perdoar lendo a palavra do senhor e pensando que ele sempre me conheceu e conhece minha história completa do começo ao fim, então talvez eu não estou desamparado... mas sinto que tenho um longo caminho a percorrer para reconciliar e não há tempo suficiente para fazê-lo
Por favor, qualquer conselho seria muito bem recebido”
do irmão Am-pah.

"Ei,
Tenho apenas 15 anos e já me masturbo há 4 anos. Cerca de 2 anos atrás foi quando comecei a assistir pornografia e agora estou viciado. O sentimento de culpa que costumava sentir quase desapareceu agora e a única razão pela qual quero parar é porque sei que é pecado. Não tenho certeza de como fazer para

parar. Mesmo que eu não deva acreditar que 'eu preciso fazer isso', quase todas as vezes que tentei parar, falhei.

Sei que não posso fazer isso com minhas próprias forças e preciso de Deus, mas quando oro por autocontrole, a tentação fica pior.
 Não sei o que fazer e qualquer sugestão seria útil.
Obrigado"

"Oi, eu me masturbo há cerca de 4 anos e tenho 15 anos, o primeiro ano de masturbação foi sobre minhas necessidades físicas e o desejo de fazê-lo. Mas então se transformou em um caso tipo C porque eu ansiava por sentimentos melhores. Recentemente, fiz um retiro e confessei pela primeira vez sobre essas ações e me sinto muito melhor. Mas isso não ajudou os impulsos, então pesquisei online se a masturbação em si é um pecado. O que descobri foi que a masturbação em si não é pecado, mas abre a porta para a pornografia, fantasia sexual e luxúria. Não sou casado e tento conter o desejo o máximo que posso. Quando eu estava fazendo minha pesquisa, também descobri que seu sêmen se acumula e sua necessidade de sexo ou masturbação aumenta.

Eu só quero reconfirmar que o que descobri é verdade e que se eu não cobiçar ou cometer um pecado, a masturbação está bem? Certo? Se não, por favor me ajude, estou muito confuso e preciso de muita ajuda"
De Antônio.

"Estou casado com minha esposa há cinco anos e a amo. Eu nunca a trairia. Mas eu tenho um problema em ver pornografia e me masturbar. Quando eu era solteiro, não pensava muito nisso - era uma maneira de obter algum alívio sexual e disse a mim mesmo que pararia quando fosse casado. Agora que estou casado, acho difícil que esses velhos hábitos morram. Minha esposa sabe que luto com isso e ela me apoia muito. Acho que muitas vezes posso passar pelo menos uma semana sem ceder à tentação, mas invariavelmente estrago tudo e me sinto culpado instantaneamente depois. Sempre peço perdão a Deus, mas me preocupo que algum dia sua graça acabe e eu realmente tenha problemas.
Eu li inúmeros artigos cristãos sobre isso, mas eles sempre citam os mesmos ditados e temas: "A luxúria é má, não se masturbe". (Sim, eu sei disso) Mas parar não é tão fácil quanto dizer "Ok, chega disso".

O problema é que tenho que trabalhar em um PC para o meu trabalho e trabalho em casa muitos dias (sozinho).

Rezar às vezes ajuda e eu tenho alguns bloqueadores de pornografia no meu PC (impedindo-me de acessar sites), infelizmente não há nada que seja muito funcional para o meu telefone (eles têm bloqueadores de navegador, mas restringem você, fazendo com que você use um navegador desajeitado que geralmente trava e não integrando-o em seu navegador de escolha).

Infelizmente, a indústria cristã achou por bem oferecer apenas software de responsabilidade pelo qual você DEVE PAGAR – o que parece meio hipócrita quando você considera que o objetivo é ajudar outros crentes a não pecar.

Então, ó grande e sábia comunidade cristã - como diabos devo superar isso? Seu conselho seria apreciado"

de Samuel.

"Eu luto contra o vício em pornografia desde a adolescência e, assim como Gab, achava que depois de me casar o problema seria resolvido por uma vida sexual saudável. Isso não aconteceu. Foi só depois de atingir o ponto mais baixo no ano passado que me senti livre disso. Ainda tenho um software de prestação de contas em tudo e ainda me encontro com um parceiro de prestação de contas, e minha esposa e eu fazemos check-ins regulares para ver como nos sentimos e como estão as coisas nesse departamento. Tudo foi muito positivo no ano passado.

Até recentemente. Eu errei.

Percebo que sempre vi o problema em nosso casamento como sendo de luxúria e decepção. Minha esposa está grávida de 12 semanas e se sente cansada e doente. É claro que sua capacidade de ser íntima é significativamente reduzida e, com

medo de cair na luxúria, optou pela masturbação "Tipo B".
Duas vezes nas últimas semanas.
Sei que ela não gosta de nenhum tipo de masturbação, mas não
esperava que fosse tão horrível quando contei a ela.
A certa altura, tentei me defender dizendo que estava fazendo
isso para aliviar a pressão de mim mesmo (eu estava com medo
genuíno de cair na luxúria), mas também senti que era
"mecânico ou natural". Ao que ela fez uma pergunta que está
me deixando perplexa - como isso pode aliviar a pressão, se
não for de alguma forma sexualmente satisfatório? Eu sinto que
há alguma ciência por trás disso que eu não conheço. Alguma
ideia?"
de Josias.

"Depois de me masturbar desde os 14 anos a cada dois dias
(fantasiando de qualquer coisa que eu pudesse pensar) até o dia
do meu casamento (25 anos), quando pensei que não precisaria
mais. Então o desejo começou a voltar cerca de 5 anos depois
do meu casamento. Minha esposa, uma cristã nascida de novo,
não sabia de meu histórico de masturbação e especialmente em
nosso casamento. Aos 15 anos de casamento e 3 filhos depois,
eu estava vendo pornografia na web. Em 2013, nosso
casamento chegou ao fim, ao longo de 6 meses agonizantes,
lentamente expulsei minha história de horror para minha
esposa, estava perdido em luxúria, pornografia e dormindo com
prostitutas.

Agora, aos 50 anos, posso falar por experiência própria que,
desde que aceitei a Cristo como meu Salvador em fevereiro de
2013 e me abstive de masturbação e sexo até outubro de 2013,

quando minha linda esposa e eu saímos juntos para um fim de semana, foi o começo de algo que eu não tenho tempo suficiente para explicar neste post! Portanto, meu conselho é que, desde que parei de me masturbar, me senti livre do vício que isso tinha sobre mim e a intimidade com minha esposa se tornou profunda e honrou a Deus. Vença a corrida, amém"

"Sou um cristão gay em recuperação há dois anos por vício em sexo, incluindo masturbação à fantasia. Eu não ajo mais com os outros, e Deus graciosamente me restaurou de muitas maneiras da minha antiga vida. A masturbação é onde eu ainda falho repetidamente. Uma vez tive 35 dias, depois tive uma recaída. A recuperação me desafiou a ser muito aberto sobre minhas lutas, e não me faltam conselhos de meu pastor, irmãos, padrinho e parceiros de responsabilidade. Nenhum concorda. Seu artigo é interessante, mas não é novidade para mim. De seu artigo, lembro-me da importância de ser lembrado repetidamente sobre as coisas espirituais.

No entanto, devo enfatizar que todos os seus argumentos sobre o que é saudável no sexo referem-se necessariamente aos benefícios de um casamento saudável. Ninguém apresentou nenhum argumento para nós que sofremos como solteiros, gays ou não, que nunca se casarão.
Até hoje, e para minha frustração, não tenho solução como alguém que sempre vai queimar, mas nunca se casar.

No entanto, espera-se que eu seja mais forte do que todos os homens fracos (como Paulo os descreveu) que podem e se casam. Ainda estou esperando uma base espiritual e bíblica

relevante para meu sofrimento e para minhas expectativas.
Sabendo o tempo todo que minhas expectativas não são
minhas, elas são impostas a mim"
de Justin.

"Este artigo sobre masturbação foi muito bom. Acontece que
concordo que a masturbação tem, de fato, um apelo muito
unilateral e prejudicial destrutivamente para o relacionamento
de alguém com DEUS e outras pessoas. Eu sou casado 31 anos.
Antes do casamento eu estava muito envolvida com
pornografia e masturbação e desejava viver como cristã. Você
pensaria que, uma vez casado, todos aqueles sentimentos e
emoções que controlavam sua mente e corpo teriam ido
embora. Bem, vou dizer que isso não passa de um mito e
mentira. Na verdade, pensei que estava sendo liberal e
progressista em meu pensamento sexual. Resumindo, quase
perdi meu casamento. A única coisa positiva que fiz foi não
trazer nada para casa. Principalmente porque eu não queria que
meus dois filhos se envolvessem com isso (lixo). Assim, estou
curado, fui liberto e liberto desta escravidão. A resposta é sim e
não. Você pergunta por quê? Simplesmente DEUS através de
JESUS me libertou. Na cruz, CRISTO pregou todos os pecados
da queda da raça humana. Não porque (eu) continuo tentando
arrancar os pregos. A única resposta é continuar olhando para a
Santa Palavra de Deus que pode lavar nossas mentes como a
água lava nossas mãos da sujeira. Aqui está um pouco do que
descobri nos últimos 40 anos da palavra de DEUS.

De Tiago 1:13-15 Quando tentado, ninguém deve dizer: DEUS
está me tentando. Porque DEUS não pode ser tentado pelo mal,

nem tenta a ninguém; Mas cada um é tentado quando, por seu próprio desejo maligno, é arrastado e seduzido. Então, depois que o desejo é concebido, ele dá à luz o pecado e o pecado, quando adulto, dá à luz a morte. A chave aqui é o versículo 14, sabemos que DEUS não nos tentará (nota), não fala sobre Satanás ou qualquer ser demoníaco nos tentando, mas nosso próprio desejo. Eu sei que isso é difícil de entender, mas por quê? Para mim, devo admitir que foi porque gostei e mantive a dor que associava à masturbação sob controle. Adivinha o que eu estava errado. Falarei mais em outro momento. DEUS SANTO abençoe cada um que luta como eu e que superará esses problemas através da incrível graça e amor de Deus.
De Michael John.

"Eu me masturbo há seis anos desde os 14 anos e agora tenho 19 e quero acabar com isso. O que devo fazer? Pois eu esperava uma vida correta não na qual estou vivendo não, será de ajuda se você me der os passos para sair desta prisão, obrigado"
de Dauda.

"Luto contra a masturbação desde os doze anos de idade, antes mesmo de saber o que era. Eu senti que estava errado e lutei várias vezes para parar.
 Eu era crente desde os seis anos de idade e fazia tudo o que podia para equilibrar a culpa e a vergonha que sentia toda vez que caía, seja trabalhando duro na minha igreja ou em meus trabalhos escolares ou escolhendo livros que não não me faça tropeçar. Eu sentia raiva o tempo todo e me sentia envergonhado e frustrado porque não podia compartilhar com o que estava lidando porque estava muito envergonhado.

Estou agora com vinte e poucos anos e estou noiva de um homem maravilhoso, amoroso e piedoso que usa o Covenant Eyes e deixa bem claro que está buscando uma vida de pureza. Não contei a ele sobre minha luta e só recentemente contei a uma amiga próxima porque estava cansada de esconder, mas tive medo de que alguém me visse apenas como a fraude que eu sentia que era. Quero contar a ele, de preferência antes de entrarmos no aconselhamento pré-matrimonial, para que possamos entrar no casamento sem vergonha ou culpa. Quero trabalhar pela liberdade em Cristo e sei que não posso fazer isso me escondendo"
Irmã Ana.

"Eu vim para este artigo porque estou cansado desse sentimento do que parece, ser um escravo acorrentado à masturbação ou ser controlado como uma marionete. Tenho dezenove anos, sei o que é certo e errado, mas faço mesmo assim. Quero parar com isso, começou aos 8 anos e tem piorado desde então. Parece que está ficando mais forte à medida que envelheço, o desejo pelo impulso sexual. Atualmente, estou frequentando uma Escola Adventista do Sétimo Dia e quero me confinar em alguém para me ajudar a entender, também para superar isso"
de Ene.

"Por favor me ajude, eu tenho lutado contra a masturbação desde a morte do meu marido, 16 anos atrás, éramos muito ativos sexualmente enquanto ele estava vivo e agora que ele se foi, tudo em que consigo pensar é em fazer sexo.

tipo de satisfação na minha vida eu preciso saber a quem posso recorrer eu sei que isso é um pecado contra a vontade de Deus para satisfazer flash mas quando você é sexualmente ativo por 32 anos então de repente acabou por favor me ajude"
Da Graça.

"Gostei de ler este artigo e comentários relacionados a este post. No entanto, na minha situação, sou celibatário há 13 anos e tenho um desejo sexual muito forte. Eu visitei meu ginecologista e me disseram que meus níveis estão normais. Desejo um marido, mas até lá tenho vontade de me masturbar diariamente. Estou em uma batalha diária para resistir a esse desejo, mas é muito difícil. Não me masturbo desde janeiro de 2020 e é muito difícil. Admito que assisto a filmes de romance (não pornô), mas de perto, quando sinto vontade. Imediatamente me sinto envergonhado e sei que isso não agrada a DEUS. Também tenho uma filha adolescente e não quero ser uma decepção para ela. Quero dizer, como posso ajudá-la com as lutas que ela está enfrentando quando estou enfrentando as minhas. Estou tentando tanto me manter forte para ela e me tornar um modelo positivo. Por favor, mantenha-me em suas orações, pois acredito que a luxúria é o maior problema. Qualquer conselho seria muito apreciado"
De Emanuela.

das declarações acima e entrevista pessoal com mais de mil pessoas, recebo ligações e massagens diariamente de pessoas que são viciadas neste vício e não sabem como pará-lo.

Cheguei a essas conclusões abaixo:

(1) a masturbação é tão viciante que não faz sentido ensinar aos adolescentes como praticá-la.

(2) Assim como as drogas pesadas, esse ato manipula os hormônios cerebrais (dopamina, etc.) para escravizar o masturbador. Criando assim um desejo insatisfatório pelo ato.

(3) A linha entre masturbação moderada e masturbação excessiva é tão pequena que a maioria dos masturbadores não sabe quando a cruza.

(4) A maioria das pessoas começou esse ato na tenra idade de 8 a 10 anos, muitas dessas crianças nem sabem como se chama o ato até então. Tudo por causa da exposição errada a sites pornográficos. E mesmo quando adultos ainda são viciados.

(5) Apenas um primeiro clique casual em sites pornográficos, levou muitos a uma adição de longo prazo.

(6) Para dizer o quão viciante é o hábito, porn hub um site que promove pornografia, masturbação e outros conteúdos eróticos. O site obteve cerca de 50 milhões de usuários em apenas 19 dias de criação de seus sites em 2007.

E somente em 2022, em seu relatório anual de 2022, recebeu cerca de 38 bilhões de visitas. O que você acha que está atraindo tantas pessoas para esse site, senão o vício?

Leia abaixo e veja o que o combate às novas drogas tem a dizer sobre este relatório.

"Os mais procurados por pornografia em 2022, de acordo com o relatório anual do Porn-hub

A revisão anual do Porn-hub nos mostra qual foi a pornografia mais popular em 2022 - veja como ela é prejudicial para indivíduos, relacionamentos e sociedade.

Estamos usando o Porn-hub como nossa fonte para estudar os hábitos pornográficos da sociedade porque é o 10º site mais visitado do mundo e o segundo site adulto mais popular da internet. Dado o lugar do Porn-hub como líder mundial em "entretenimento" adulto, é mais provável que suas reportagens forneçam informações sobre os hábitos atuais e futuros da população em geral.

Estamos compartilhando essas informações não para atrair mais pessoas ao pornô ou ao Porn-hub, mas para ajudar as pessoas a entender o escopo do problema com o qual estamos lidando, para que possamos estar mais preparados para resolvê-lo.

Dito isso, vamos pular.

A pornificação da sociedade

Apesar da recente série de má imprensa e ações judiciais do Porn-hub, incluindo, mas não limitado a, relatos deles hospedando e lucrando com conteúdo não consensual e exploração infantil, principais empresas de cartão de crédito rompendo laços e suspendendo o processamento de pagamentos em seu site e investigações contra eles (membros do Parlamento canadense investigaram a empresa, o site recebe 3,2 bilhões de visitas por mês e mais de 38 bilhões de visitas por ano.

Existem 8 bilhões de pessoas no mundo. Isso significa que o ser humano médio visita o site adulto cerca de cinco vezes por ano. E isso é apenas um site pornô. Não inclui os concorrentes do Porn-hub, como o X Videos, que recebe 3,3 bilhões de visitas mensais. (Caso você esteja curioso, eles também enfrentam acusações de lucrar com conteúdo não consensual e vídeos de menores de idade).

Então, vamos dar uma olhada no conteúdo mais visto deste ano no site:

O termo mais pesquisado no Porn-hub em 2022 foi "Hentai". Também conhecido como pornografia de desenho animado, alguns consumidores argumentam que é mais ético assisti-lo porque nenhum ser humano físico é prejudicado ao fazê-lo. Mas isso não é necessariamente verdade por vários motivos. Hentai retrata atos sexuais altamente exagerados com partes do corpo impossivelmente grandes. Ele também apresenta ideias e fetiches perturbadores e perigosos como alienígenas, monstros, crianças (especificamente meninas pequenas) e incesto. Não é incomum que criaturas não humanas, como demônios e insetos gigantes, estuprem mulheres de desenho animado, que tendem a parecer uma mistura de adulto e criança.

"Lésbicas" e "Transgêneros" estão entre as 20 categorias mais visualizadas no site em 2022. Embora os produtores de pornografia possam estar tentando criar conteúdo que atenda à comunidade LGBT+, eles acabam criando conteúdo que deturpa esses indivíduos e seus relacionamentos. e acaba atendendo ao público errado, que então fetichiza o conteúdo. Dentro da categoria "Transgênero", muitos vídeos incluem comportamentos depreciativos e humilhantes focados em "punir" os atores com atos sexuais dolorosos, muitas vezes usando termos ofensivos.

O hub de pornografia informa que tem mais de 150 milhões de visitantes ativos diários e, por causa disso, não faltam novas tendências, pesquisas e estatísticas interessantes para destacar.

Como parte do Year in Review do Porn-hub, o site forneceu um resumo completo das estatísticas referentes ao Canadá. O primeiro é o posicionamento geral no que diz respeito ao tráfego. O Canadá mais uma vez se encontra entre os 20 principais países listados pelo tráfego. Em 2022, o Canadá caiu para a oitava colocação, ultrapassado pela Alemanha. Os EUA. está listado em primeiro lugar, com o Reino Unido. em segundo.

O tempo gasto por visita também é discriminado pelo Porn-hub. O tempo médio no site por visita é estimado em nove minutos e 54 segundos, uma queda de 20 segundos na comparação com as estatísticas de 2021. A média do Canadá fica um pouco abaixo de nove minutos e 28 segundos. No entanto, o Egito lidera o ataque com 11 minutos e 12 segundos de média.

Em seguida, vamos dar uma olhada no tráfego por dispositivo no Canadá. Este ano, o Porn-hub informa que 75% do tráfego do Canadá é feito por meio de dispositivos móveis. O uso da área de trabalho continua diminuindo, com o uso deste ano em 20% no país.

A demografia também é um destaque no Year in Review deste ano. O Porn-hub relata que o grupo de 18 a 24 anos abrange 22% dos visitantes do Canadá. 25-34 compõem a maioria com 27 por cento. 35-44 chega a 20 por cento. 45-54 chega a 14 por cento. 55-64 registra até 10 por cento. 65+ completa a demografia com apenas seis por cento.

Por que isso importa

A pornografia está se tornando mais acessível, mais normalizada e mais popular do que nunca. Embora o Porn-hub tenha sido alvo de vários processos e tenha tido que retirar milhões de seus vídeos em 2021 porque não conseguiu provar se seus vídeos incluíam vítimas menores de idade ou ações não consensuais (e ainda não pode), ele continua a lucro da exploração.

Cada visualização, clique e download reforçam ainda mais atitudes e comportamentos de degradação e objetificação, inclusive alimentando a exploração e fetichização de pessoas marginalizadas"

Fonte: Lutando contra as novas drogas.

Agora ouça o que um notável psiquiatra tem a dizer sobre o vício em pornografia e masturbação.

"A ciência moderna nos permite entender que a natureza subjacente de um vício em pornografia (masturbação) é quimicamente quase idêntica a um vício em heroína"

Dr. Jerry Satinover.

Psiquiatra, psicanalista e físico americano.

"A pornografia, por sua própria natureza, é uma toxina de oportunidades iguais. Prejudica o telespectador, a performance e os cônjuges e filhos dos telespectadores e dos performers.
É uma educação tóxica sobre sexo e relacionamentos.
É mais tóxico quanto mais você consome. Quanto mais difícil a variedade que você consome, e os mais jovens são mais vulneráveis"
Dra. Mary Annie Layden. PhD. É psicoterapeuta e diretor de educação do centro de terapia cognitiva da Universidade da Pensilvânia.

"A pornografia (masturbação) desencadeia uma miríade de drogas naturais endógenas e internas que imitam a euforia das drogas de rua. O vício em pornografia (masturbação) é o vício no que chamo de erotovins – drogas que alteram a mente produzidas pelo próprio cérebro do espectador".
    Dra. Judith Reisman.

"A pornografia (masturbação) causa importância – uma incapacidade de funcionar com seu próprio poder sexual. Se ele tem que imaginar uma cena, a fim de realmente alcançar o ápice da conclusão com essa pessoa, então ele não está mais com seu próprio poder, está? Ele foi despojado. Ele foi sequestrado. Ele foi emasculado. Ele tem, com efeito. Foi castrado visualmente"
Dra. Judith Reisman.

CAPÍTULO DOIS.
A masturbação excessiva afeta as células cerebrais.

"Eu pratiquei esse ato horrível por 20 ANOS e recentemente descobri todos os efeitos destrutivos que isso tem sobre sua mente, saúde psicológica e seu corpo. Para QUALQUER chamado 'doutor' ou 'especialista' ousar ensinar e explicar que esse pecado, esse grande erro é realmente bom para você - que o Senhor Deus lide com misericórdia e justiça com essa pessoa ou pessoas.
Esse ato vil não apenas causa diminuição da contagem de espermatozóides... veja o que isso faz com a pessoa: depressão, culpa, esquizofrenia, embotamento do intelecto e da compreensão, sentimentos de inutilidade, nervos e humor altamente desequilibrados... os longos resultados destrutivos.

Muitos, inclusive eu, ouviram repetidamente, repetidas vezes, como esse ato não é saudável. Por um lado, é um pecado grande e ofensivo contra Deus e seu próprio corpo. A pornografia também é destrutiva, pois arruína os relacionamentos e a possibilidade de manter um relacionamento verdadeiramente feliz e saudável. Pare de olhar como isso faz você se sentir no ato. Considere-CONSIDERE!!- QUAIS SÃO OS EFEITOS LONGOS,

POSSIVELMENTE DURADOUROS QUE TEM EM SUA
MENTE, ATITUDE E INTELECTO.
Como muitos, ignorei os avisos porque não vi e não
compreendi totalmente os resultados destrutivos que isso tinha
em minha mente! Agora, tenho um foco ruim e problemas de
ansiedade.

 Não consigo focar ou perceber as coisas da maneira que Deus
criou meu cérebro para ser capaz. Eu preciso de ajuda"

"Eu seria sincero e simples. Nasci em uma forte origem
muçulmana. Eu sou o primogênito e único filho do sexo
masculino. Na tenra idade de 6 anos, a empregada doméstica
daquela época me atraiu para o ato sexual. Ela me maltratava se
eu recusasse, então sempre vivi com medo. Como resultado
desse evento constante, fiquei totalmente intrigado com o sexo.
Achei que estava gostando, mas estava me aprofundando na
escravidão. Tenho 36 anos e ainda não sou casado, e ainda me
masturbo. Não tenho orgulho disso, mas o vício é muito, muito
profundo. Preciso de ajuda.
Quando eu estava na universidade, li na bíblia o versículo que
dizia: "Por mais que esconda o seu pecado, não prosperará, mas
quem os confessar e abandoná-los obterá misericórdia" Fui e
abri para o meu pastor que me masturbo. O homem respondeu
e orou por mim como se eu fosse um dos pecadores mais sujos
da terra. Então eu saí mais sem esperança. Eu confessei esse
pecado a três pastores diferentes, mas notei que esses pastores
não o acompanham e ainda estou cometendo esse pecado. Eu
levantei-me para a chamada de altar várias vezes, mas ainda

assim, volto a este pecado. Tenho medo de estar prejudicando
minha saúde (cérebro, mente) e quero parar com o hábito.
Por favor, preciso de suas orações"

"Sou viciado em pornografia e masturbação há mais de 15
anos, existe alguma maneira de acabar com esse mau hábito.
Eu tentei muitas vezes pará-lo, mas todos eles falharam. o
período mais longo de prevenção de assistir pornografia e se
masturbar foi de 1 mês. e senti depressão, confusão mental,
durante os dias com tentativas de prevenção da masturbação.
obrigado, desculpe-me pelo meu inglês ruim, preciso de ajuda"

"Assisti ao vídeo, seu cérebro na pornografia, li o livro, o
circuito pornô e tenho um conhecimento justo sobre como a
pornografia e a masturbação estragam nossa mente e corpo.
obrigado a vocês por lançar luz sobre este assunto. mas, ainda
tenho o problema. Sou viciado em pornografia e masturbação
há 15 anos, tentei mil vezes parar e falhei. quando fico tentado,
o conhecimento das substâncias químicas do cérebro não me
ajuda a parar de me masturbar. existe alguma coisa prática para
superar o forte desejo? por favor me ajude..."

"Também estou lutando com esses desejos pecaminosos, mas
sem sucesso, hoje é minha 4ª semana parando de masturbação,
mas não sinto nenhuma mudança de como isso deixou uma
grande perda de memória e inteligência, me sinto tão exausto.
esses hábitos me fizeram reprovar em meus exames finais cerca
de três vezes. Isso realmente me dói, e às vezes sinto que vou
cometer suicídio. por favor, me ajude. Eu realmente me odeio
agora. Eu realmente preciso de você com urgência"

"Eu me masturbo vendo pornografia há um ano e meio e tenho
uma depressão clínica por causa disso e tomo antidepressivos e
antipsicóticos e remédios para dormir.
Destruiu minha vida"

"Eu gosto de pornografia e masturbação há 10 anos.
Honestamente, eu quero parar com isso, mas sempre me vejo
voltando a isso. Sempre que tenho acesso à internet e estou
sozinho, devo visitar e baixar muitos vídeos pornográficos.
Está afetando meus estudos e minha vida espiritual. O que eu
faço por favor,? "

"Tenho 15 anos! E há dois anos assisto pornografia e me
masturbo! Eu realmente quero deixá-lo! Mas não consegui!
Não sei como largar esse hábito! Por causa disso meus estudos,
meu relacionamento com Jesus, minhas habilidades de canto
estão sendo afetadas! ?"

Virtualmente diariamente recebo massagens como a anterior,
de reclamação do masturbador, que por causa da masturbação
excessiva estão experimentando o seguinte:
(1) falha de memória (esquecendo facilmente as coisas)
(2) depressão
 (3) desafios mentais.
Portanto, no capítulo 2, focarei no cérebro para ver se há algum
respaldo científico se essas afirmações forem reais.

"A masturbação compulsiva faz com que o cérebro seja
drenado do hormônio acetilcolina, que é um neurotransmissor.

O corpo substitui a acetilcolina por adrenalina do estresse que pode causar perda de memória e falta de foco. Portanto, a masturbação excessiva pode causar perda de memória"

mansmatter.com

"Muitos viciados em masturbação tendem a permanecer mentalmente perturbados, solitários e tímidos e têm problemas de memória, foco e concentração. Tal estado drena neurônios motores e músculos neuronais de acetilcolina, sinalizando que o cérebro está esgotado do produto químico.
A masturbação excessiva também pode ter alguns efeitos físicos, como perda de visão, cabelo ou peso e problemas geniturinários e hepatócitos-biliares. O vício em masturbação pode afetar negativamente os valores morais, com frequentes sentimentos de culpa impactando toda a sua vida.
A masturbação excessiva pode causar desequilíbrio de substâncias químicas no cérebro, resultando em perda de memória, distração, flutuações oculares e falta de concentração.
  Dr Elis.

"O que acontece no seu cérebro quando você se masturba?
O Dr. Norman Doidge, autor de The Brain that Changes Itself, diz que existem dois sistemas de prazer separados em nossos cérebros: um para o prazer excitante e outro para o prazer satisfatório. Masturbar-se com fantasias e especialmente pornografia ativa o sistema excitante, mas deixa o sistema satisfatório faminto pela "coisa real".
O sistema excitante é alimentado pela dopamina neuroquímica. A dopamina concentra nossa atenção, dando ao nosso cérebro uma pequena recompensa de bem-estar, ajudando-nos a ficar

sexualmente excitados e nos preparando para o sexo. O sistema satisfatório envolve realmente fazer sexo - tocar, beijar, acariciar e realmente se conectar com alguém - o que proporciona um prazer calmante e gratificante. O problema da masturbação é que o sistema de satisfação nunca é ativado. Quanto mais alguém se masturba vendo pornografia, mais dopamina é liberada no cérebro. Eventualmente, os receptores de dopamina e sinais de fadiga, deixando o espectador querendo mais, mas incapaz de atingir um nível de satisfação. Essa dessensibilização, por sua vez, afeta o córtex pré-frontal – o centro de "controle executivo" do cérebro – causando o que é chamado de hipofrontalidade.

Isso significa uma perda de autocontrole e uma propensão ao comportamento viciante" Olho do Pacto.

"ver pornografia e se masturbar na verdade enfraquece a região do nosso cérebro conhecida como córtex cingulado — a região responsável pela tomada de decisões morais e éticas e pela força de vontade. Isso significa sentir a "necessidade" compulsiva de ver pornografia"
Dr. William Struthers

"A dopamina é um dos super-heróis do cérebro porque tem muitos poderes. Se alguém pudesse desviar sua dopamina, seria pior do que sentar em um cofre de criptonita. Mesmo o super-homem não faria muita coisa. Ele pode até não comer ou beber. A dopamina concentra sua atenção em qualquer tarefa que esteja em mãos e o motiva a seguir em frente.

Ele ativa ou aumenta os circuitos de recompensa que fazem
você se sentir bem. E também desempenha um papel
importante na memória.
Isso nos ajuda a lembrar o que é importante em nosso ambiente
e a lembrar a resposta apropriada a um estímulo"
                              Dr. William Struthers.

William Struthers (PhD, Universidade de Illinois em Chicago),
é professor associado de psicologia no Wheaton College em
Wheaton, Illinois, onde ministra cursos sobre neurociência
comportamental, homens e vícios e as bases biológicas do
comportamento.

"Em contraste, a pornografia e a masturbação afetam o cérebro
como uma droga viciante, desencadeando quantidades cada vez
maiores de dopamina. Com o tempo, o cérebro desenvolve uma
tolerância ao excesso de dopamina e requer mais acesso ou
conteúdo mais extremo (ou às vezes ambos) para atingir o
mesmo nível de prazer percebido" com isso
"Muitas substâncias de abuso desencadeiam diretamente a
secreção de dopamina – sem que tenhamos que trabalhar para
atingir um objetivo. Isso pode danificar o sistema de
recompensa da dopamina. Na pornografia e na masturbação,
conseguimos "sexo" sem o trabalho do namoro. Agora, as
varreduras mostram que a pornografia também pode alterar o
centro de recompensas." — Guardian, 2013. estão sozinhos,
voyeurismo, clicar, pesquisar, várias guias, avanço rápido,
novidade constante, choque e surpresa.
"A neuroplasticidade, em seu nível mais básico, refere-se à
capacidade do cérebro de mudar. Quando você aprendeu a

andar de bicicleta, seu cérebro não apenas processou
logicamente as etapas envolvidas em andar de bicicleta, seu
cérebro literalmente se transformou fisicamente em um cérebro
construído para andar de bicicleta.
 Ele pode se moldar e moldar a si mesmo, como massa de
modelar, conforme responde a forças e experiências externas.
Esteja você aprendendo a tocar sua música favorita no violão,
praticando seu arremesso ou aperfeiçoando aquela dança do
TikTok, essas substâncias químicas em seu cérebro trabalham
duro para reforçar esses caminhos. Mas, infelizmente, o mesmo
processo de neuroplasticidade acontece quando você pratica
comportamentos não saudáveis, como pornografia e
masturbação".
lutando contra a nova droga.

"A pornografia e a masturbação afetam o cérebro por meio de
uma "estimulação intensa do nosso sistema de recompensa",
tornando o "consumo de pornografia mais gratificante"
 Simone Kühn e Jürgen Gallinat.
 "Quando os homens assistem a pornografia e praticam a
masturbação, eles experimentam ondas e mais ondas de
dopamina no cérebro. O cérebro eventualmente se cansa,
interrompendo a produção de dopamina, deixando o espectador
querendo mais, mas incapaz de atingir um nível de satisfação.
Como resultado, os prazeres cotidianos param de causar
excitação e o espectador busca pornografia mais nova e intensa
para obter o mesmo barato de antes.

Esse desequilíbrio no cérebro leva a muitos problemas:
impotência com seu cônjuge, masturbação frequente com muito

pouca satisfação, ansiedade, fadiga, falta de motivação, incapacidade de concentração e gosto crescente por pornografia mais bizarra ou nova.

Gary Wilson

Gary Wilson: ensinou patologia humana, anatomia e fisiologia por anos e há muito se interessa pela neuroquímica do vício, acasalamento e vínculo. Antes que eu me esqueça, ele é o autor da pornografia em seu cérebro.

Eu concordei que a masturbação excessiva tem efeitos negativos nas células cerebrais (hormônios) resultando no seguinte:

(1) Circuito de recompensa cerebral:

(A) Desejo insatisfatório.

Crie um desejo insatisfatório por masturbação, pornografia e outros materiais explícitos.

(2) Efeito cognitivo:

(A) Fadiga crônica.

"Dado que a dopamina é um neuromodulador que demonstrou ter um efeito variável na cognição (ou seja, níveis muito baixos ou muito altos de dopamina não melhoram o funcionamento cognitivo), é provável que tenha um efeito semelhante na fadiga. Ou seja, a fadiga pode resultar de muita ou pouca dopamina no cérebro"

Biblioteca Nacional de Medicina.

(C) insônia.

A melatonina é um hormônio produzido pela glândula pineal que está associado ao ciclo sono-vigília do corpo. Ajuda a regular o ritmo circadiano do corpo, para que você possa cair – e permanecer – dormindo.

O sono interrompido ou ruim pode ter impactos na melatonina e seu papel na promoção do sono no cérebro. A melatonina controla mais de 500 genes no corpo, incluindo os genes envolvidos no sistema imunológico, portanto, gerenciar sua melatonina com um bom sono é fundamental,

Dra. Sara Gottfried MD

(C) Névoa cerebral.

"A névoa cerebral é um termo que descreve um estado de confusão mental, falta de foco, memória fraca e dificuldade de pensar com clareza. Hormônios da tireoide: Esses hormônios controlam a taxa metabólica do corpo e influenciam os níveis de energia, humor e função cognitiva. Hormônios tireoidianos baixos (hipotireoidismo) podem causar confusão mental, fadiga, ganho de peso, depressão e perda de memória.

Hormônios tireoidianos elevados (hipertireoidismo) podem causar nevoeiro cerebral, ansiedade, insônia, irritabilidade e nervosismo"

Central de Saúde Folha de Ouro.

(D) Exaustão mental (fadiga mental)

a exaustão mental pode acontecer quando seu cérebro recebe muitos estímulos ou precisa manter um nível intenso de atividade sem descanso.

Sintomas de fadiga mental.

.Sentir falta de interesse nas atividades normais.

• Falta de motivação no trabalho e na vida pessoal.

• Uma sensação de enfraquecimento ou falta de propósito na vida.

- Mau humor e irritabilidade.
- Ficar facilmente irritado com os outros.
- Cinismo, dúvida e pessimismo.

CAPÍTULO TRÊS.
DEFICIÊNCIA DE NUTRIENTES DO CORPO.

para realmente entendermos isso, vamos olhar para a fisiologia do sêmen humano. Refiro-me aos elementos químicos de que o sêmen é feito.

E quando há uma deficiência como o corpo reage:

"Sêmen, também chamado de fluido seminal, fluido que sai do aparelho reprodutor masculino e que contém espermatozóides, capazes de fertilizar os óvulos da fêmea. O sêmen também contém líquidos que se combinam para formar o plasma seminal, o que ajuda a manter as células espermáticas viáveis.

Durante o processo de ejaculação, são adicionados líquidos da próstata e das vesículas seminais, que ajudam a diluir a concentração de espermatozoides e proporcionam um ambiente adequado para eles. Os fluidos fornecidos pelas vesículas seminais são aproximadamente 60% do volume total do sêmen; esses fluidos contêm frutose, aminoácidos, ácido cítrico, fósforo, potássio e hormônios conhecidos como prostaglandinas.

A próstata contribui com cerca de 30 por cento do fluido seminal; os constituintes de suas secreções são principalmente ácido cítrico, fosfatase ácida, cálcio, sódio, zinco, potássio, enzimas de quebra de proteínas e fibrolisina (uma enzima que reduz o sangue e as fibras teciduais). Uma pequena quantidade de fluido é secretada pelas glândulas bulbouretrais e uretrais; trata-se de uma proteína espessa, transparente e lubrificante comumente conhecida como muco.

Essenciais para a motilidade espermática (automovimento) são pequenas quantidades de potássio e magnésio, a presença de quantidades adequadas de oxigênio no plasma, temperatura adequada e um pH ligeiramente alcalino de 7 a 7,5. Os produtos químicos de sulfato no sêmen ajudam a prevenir o inchaço das células espermáticas, e a frutose é o principal nutriente para as células espermáticas.
O volume total de sêmen para cada ejaculação de um macho humano é em média entre 2 e 5 ml (0,12 a 0,31 polegada cúbica); em garanhões, a ejaculação média é de cerca de 125 ml (7,63 polegadas cúbicas). Nos seres humanos, cada ejaculação contém normalmente 200 a 300 milhões de espermatozoides. O sêmen freqüentemente contém células degeneradas descamadas da rede de túbulos e dutos pelos quais o sêmen passou"

Fonte: Britannica.

Os médicos acreditavam nisso, notando como vício em masturbação ou efeitos colaterais de masturbação excessiva.
Não há mal nenhum no ato que eles contam às pessoas.
Mas eles acreditam na exaustão sexual e minhas perguntas são o que causa a exaustão sexual?
A emissão frequente de sêmen em nome de vícios de masturbação definitivamente levará à deficiência desses elementos que compõem o sêmen.

E essa deficiência resulta em muitos sintomas associados à masturbação excessiva, vejamos o zinco, por exemplo.

"O que é deficiência de zinco?

A deficiência de zinco é quando o corpo não tem quantidade suficiente do mineral zinco. O zinco é importante para o sistema imunológico, cicatrização de feridas e crescimento e desenvolvimento normais durante a gravidez, infância e adolescência.

Quais são os sintomas da deficiência de zinco?

A deficiência de zinco pode resultar em alterações na pele que inicialmente se parecem com eczema. Pode haver rachaduras e aparência vitrificada na pele, muitas vezes encontradas ao redor da boca, área da fralda e mãos. A erupção cutânea não melhora com hidratantes, cremes ou loções com esteroides.

Pessoas com deficiência de zinco também podem experimentar:
- perda de cabelo
- alterações nas unhas
- diarreia
- mais infecções
- sentir-se irritado
- perda de apetite
- impotência
- problemas oculares
- perda de peso
- feridas que demoram a cicatrizar
- falta de paladar e olfato"

Fonte direta de saúde

A perda de cabelo também está associada a efeitos colaterais da masturbação excessiva.

Que deficiência de aminoácidos resulta em:
Aminoácidos são compostos que se combinam para formar
proteínas. Quando uma pessoa come um alimento que contém
proteína, seu sistema digestivo quebra a proteína em
aminoácidos. O corpo então combina os aminoácidos de várias
maneiras para realizar as funções corporais.
Um corpo saudável pode fabricar os outros 11 aminoácidos,
portanto, eles geralmente não precisam entrar no corpo por
meio da dieta.
Os aminoácidos constroem músculos, causam reações químicas
no corpo, transportam nutrientes, previnem doenças e realizam
outras funções.
 A deficiência de aminoácidos pode resultar em diminuição
imunidade,
problemas digestivos,
depressão,
problemas de fertilidade,
 Baixa agilidade mental,
 retardou o crescimento em crianças e muitos outros problemas
de saúde.

Fonte: medicalnewstoday

A deficiência de fósforo é incomum. Acontece quando o corpo
tem baixos níveis desse mineral vital. Dietas pobres ou
distúrbios alimentares podem contribuir para uma deficiência.
Outras condições ou situações médicas que causam a queda dos
níveis incluem diabetes, distúrbios hereditários e alcoolismo.

Quais são os sintomas?

Você pode experimentar uma série de sintomas relacionados
aos ossos se tiver uma deficiência de fósforo. Por exemplo,
você pode ter dor nos ossos ou ossos frágeis que quebram com
mais facilidade. A perda de apetite é outro sintoma que pode
dificultar o aumento dos níveis de fósforo por meio de uma
dieta saudável.

Outros sintomas incluem:
- ansiedade
- fadiga
- respiração irregular
- irritabilidade
- rigidez articular
- dormência
- fraqueza
- mudanças no peso corporal

Além disso, as crianças que não têm fósforo suficiente em seus
corpos podem apresentar padrões de crescimento ruins ou
problemas com o desenvolvimento dos ossos e dentes.

Fonte: linha de saúde.

O que é deficiência de potássio?

A deficiência de potássio é quando uma pessoa tem níveis anormalmente baixos de potássio em seu corpo. Também é chamado de hipocalemia.

O potássio é um mineral que ajuda a regular o fluido no corpo e ajuda os músculos e os nervos a funcionarem adequadamente. É encontrado dentro das células e é essencial para uma boa saúde.

Quais são os sintomas da deficiência de potássio?

Se você tiver baixos níveis de potássio, os sintomas podem incluir:

- fraqueza
- sentindo-se cansado
- cãibras musculares
- confusão
- constipação
- um ritmo cardíaco anormal (arritmia) – batimentos cardíacos saltados ou batimentos cardíacos irregulares
- formigamento ou dormência
- aumento da micção

Fonte: direto da saúde.

Deficiência de sódio

A hiponatremia ocorre quando a concentração de sódio no sangue é anormalmente baixa. O sódio é um eletrólito e ajuda a regular a quantidade de água dentro e ao redor das células.

Os sinais e sintomas de hiponatremia podem incluir:

- Nausea e vomito

- Dor de cabeça
- Confusão
- Perda de energia, sonolência e fadiga
- Inquietação e irritabilidade
- Fraqueza muscular, espasmos ou cãibras
- Convulsões
- Coma
  Fonte: Clínica Mayo.

A partir dos fatos acima, fica estabelecido que a masturbação excessiva não afeta apenas os hormônios do cérebro, mas causa deficiência de nutrientes.

CAPÍTULO QUATRO.
RELATÓRIOS DO MEU FORMULÁRIO DE ACONSELHAMENTO.

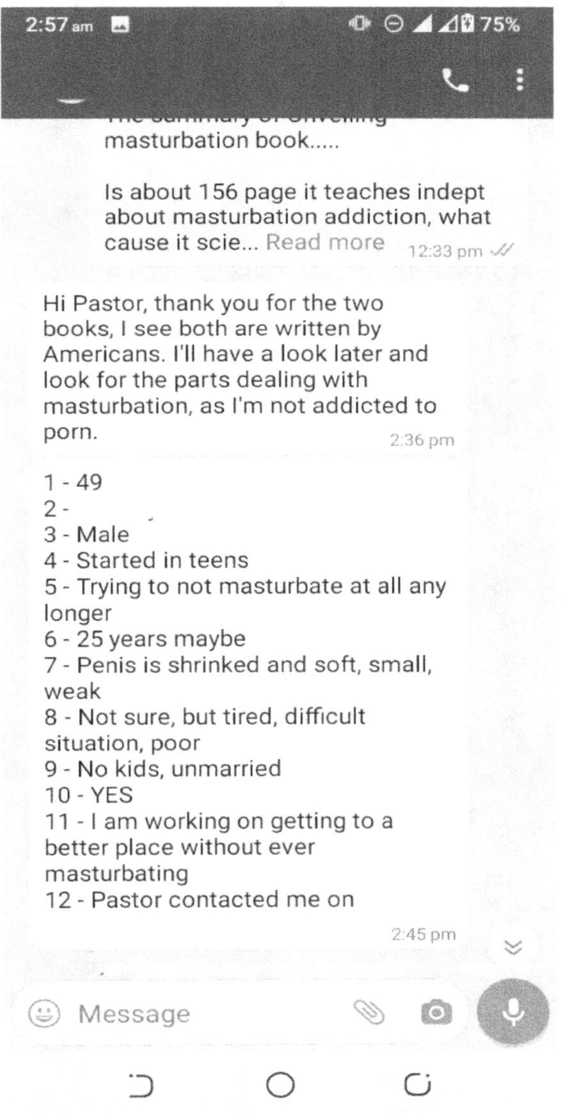

RELATÓRIOS DO MEU FORMULÁRIO DE ACONSELHAMENTO.

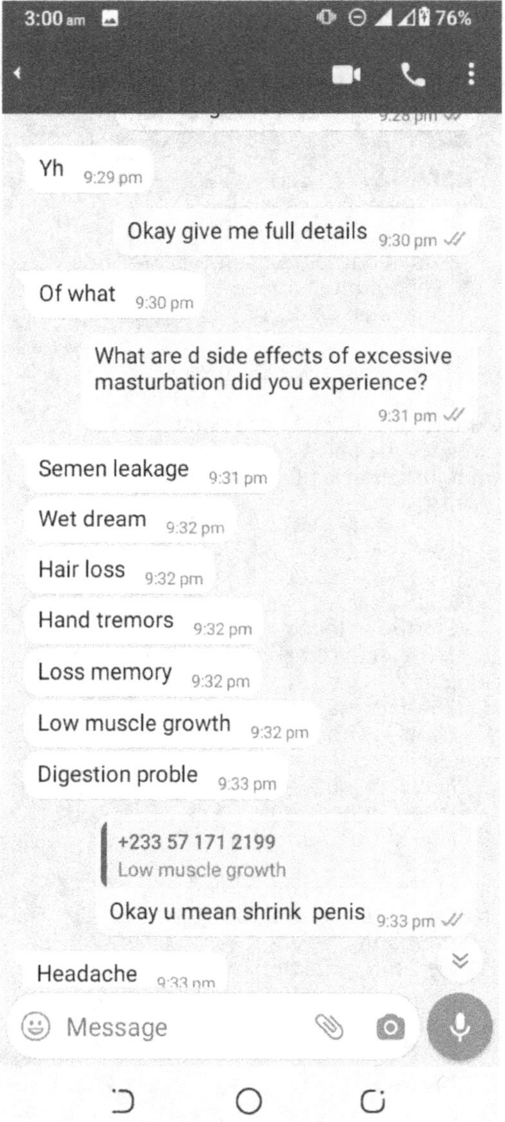

RELATÓRIOS DO MEU FORMULÁRIO DE ACONSELHAMENTO.

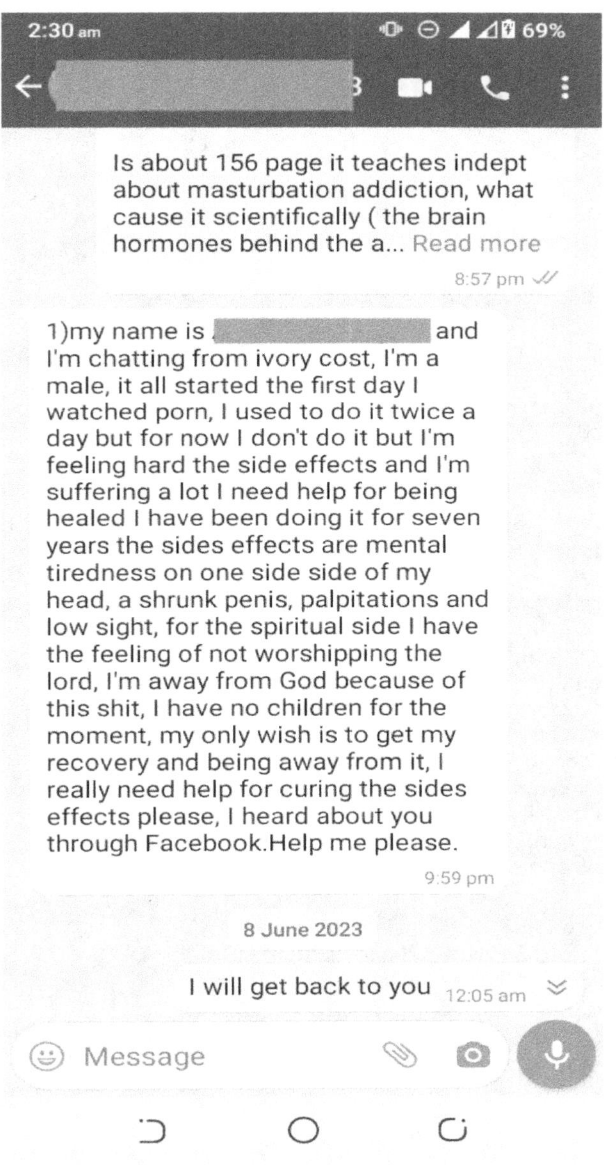

RELATÓRIOS DO MEU FORMULÁRIO DE ACONSELHAMENTO.

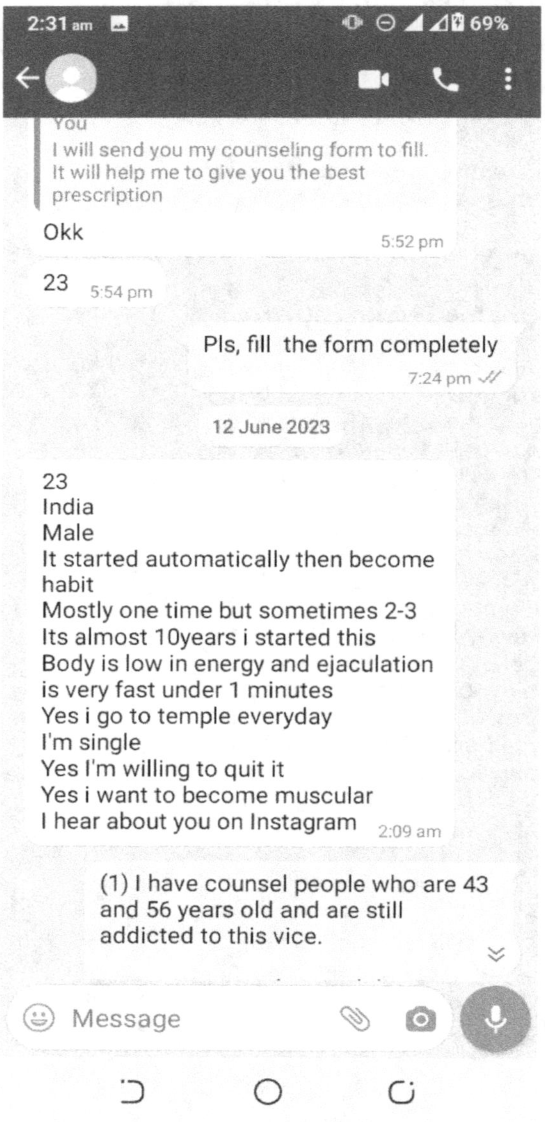

RELATÓRIOS DO MEU FORMULÁRIO DE ACONSELHAMENTO.

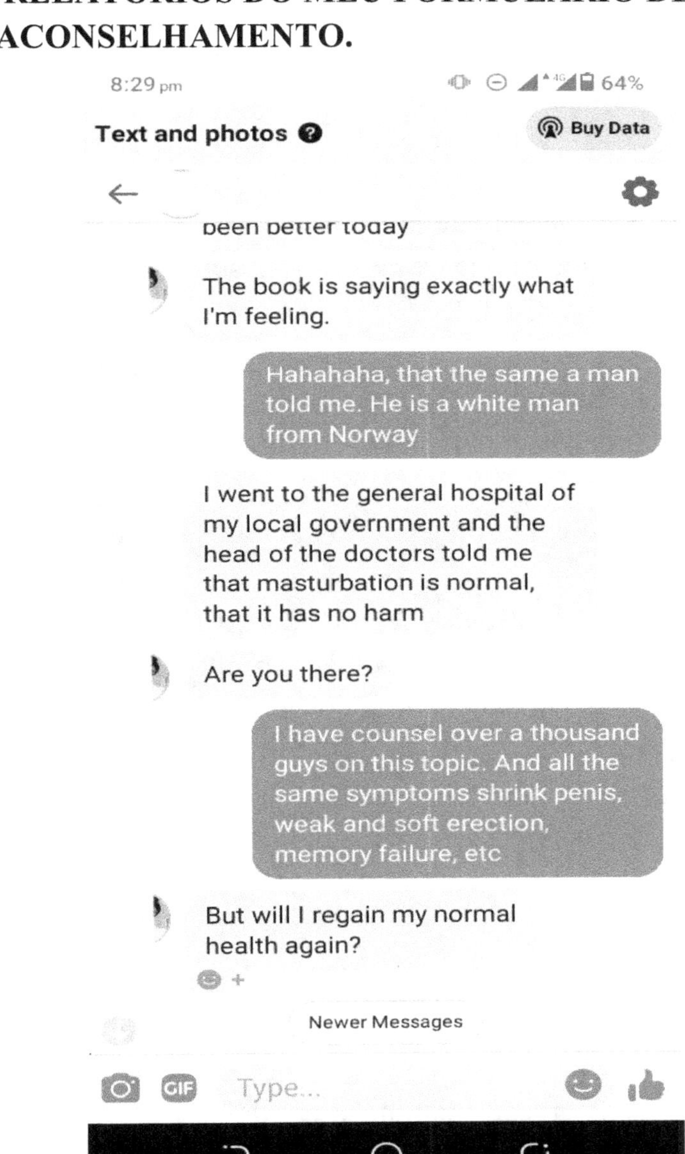

Efeitos colaterais comuns da masturbação excessiva.

• Fadiga ou fadiga crônica.
• Distúrbios do sono (insônia ou hipersonia).
• Lombalgia devido à perda de cálcio como resultado da perda excessiva de líquido seminal.

• Diminuição na contagem de esperma.
• Perda da sensibilidade sexual. muito comum entre as senhoras.
• Cansaço físico e mental porque envolve muita energia.

• Envelhecimento rápido. Devido à perda do excesso de fluido vital, o corpo humano começa a envelhecer muito rapidamente.
• Leva a alterações hormonais ou desequilíbrio no corpo.
• Perder memória.
• Pele seca.

• Calor interno no corpo.
• Causa ejaculação precoce
• Faz com que o pênis encolha, quero dizer, não cresce até o tamanho normal.

• Causa problemas de ereção (disfunção erétil)
• Causa queda de cabelo.
. Provoca ereções suaves.
. Causa vazamento de sêmen.

CAPÍTULO CINCO.

Por que eu recomendo as folhas de moringa como a melhor
cura para os efeitos colaterais da masturbação excessiva?

Moringa também conhecida como folhas de baqueta são folhas
verdes encontradas comumente em partes da Índia e África.
Agora, as árvores de Moringa são plantadas em todo o mundo
por suas propriedades e benefícios medicinais. A árvore de
Moringa é uma potência de vitaminas e minerais essenciais.
Cada parte da árvore moringa tem vantagens nutricionais e
médicas comprovadas. Alguns até a chamam de "Árvore
Milagrosa". As sementes, flores, folhas e as coxinhas são muito
boas para o corpo e deliciosas também.

Mas estaremos restringindo as folhas. As folhas de moringa
têm mais de 92 nutrientes e mais de 46 antioxidantes. As folhas
de moringa contêm fibras, proteínas gordas e minerais como
Ca, Mg, P, K, Cu, Fe e S.

Vitaminas como vitamina A (beta-caroteno), vitamina B-
colina, vitamina B1-tiamina, riboflavina, ácido nicotínico e
ácido ascórbico estão presentes. Vários aminoácidos como Arg,
His, Lys, Trp, Phe, Thr, Leu, Met, Ile, Val estão presentes.
Fitoquímicos como taninos, esteróis, saponinas, terpenóides,
fenólicos, alcalóides e flavonóides como quercitina, glicosídeo
e muitos mais. E quando comparado com outros produtos ricos
em nutrientes, a diferença é clara.

• 7 vezes mais vitamina C do que as laranjas,

- 25 vezes mais ferro que o Espinafre,
- 10 vezes mais vitamina A do que as cenouras,
- 17 vezes mais cálcio que o leite,
- 9 vezes mais proteína que o iogurte,
- 15 vezes mais potássio que a banana.
- 30 vezes mais vitamina B2. 6 vezes mais zinco. 3 vezes mais ferro que Amêndoas.

- 17 vezes mais cálcio do que a couve.
- 4 vezes mais vitamina E do que o óleo de milho.
- 4 vezes mais Aminoácido que o Chá Gaba.
- 4 vezes mais fibra que a Aveia.

- 50 vezes mais Vitamina B3 do que o amendoim.
- 34 vezes mais magnésio. 2 vezes mais proteína que os ovos.
- 100 vezes mais gaba e 30 vezes mais R Aminoácido do que o Arroz Integral.
- 2 vezes mais Aminoácidos que o Vinagre Negro.
- 2,8 vezes mais Ferro que o Fígado Bovino.

- 6 vezes mais Aminoácidos que o Alho.
- 2 vezes mais proteína, 4 vezes mais ferro, 3 vezes mais e 2,5 vezes mais fibra que a couve.
- 123 vezes mais vitamina A, 4 vezes mais vitamina C, 13 vezes mais vitamina E, 10 vezes mais ferro, 21 vezes mais cálcio e 5 vezes mais proteína do que Matcha.
- 4 vezes mais vitamina B1 do que a carne de porco.
- 2 vezes mais proteína, 11 vezes mais cálcio e 2,5 vezes mais ferro que a Quinoa.

- 6 vezes mais vitamina E do que o óleo de colza.
- 10 vezes mais vitamina C do que as uvas vermelhas.
- 8 vezes mais Polifenol que o Redwine.
- 50 vezes mais vitaminas B2 do que a Sardinha.

- 2 vezes mais proteína que a soja.
- 14,5 vezes mais cálcio, 5 vezes mais ferro, 9 vezes mais fibras e 15 vezes mais vitamina A do que a espirulina.
- 15 vezes mais fibras que o trigo.
- 4 vezes mais Clorofila que o capim-trigo.

Por que as folhas de moringa são as melhores para curar os efeitos colaterais da masturbação excessiva?

(1) Todos os nutrientes que o masturbador perde no processo desse ato as folhas da moringa tem em abundância.

(2) As folhas de moringa não apenas substituem os elementos químicos perdidos que causam a deficiência, mas também reiniciam e reparam os sistemas do corpo.

(3) Todos os meus alunos do CURSO DO LIVRO DE MASTURBAÇÃO DESCOBRINDO (É um livro que ensina como acabar com o vício da masturbação e como curar os efeitos colaterais)
Cure os efeitos colaterais em 31 dias usando folhas de moringa.

Depoimentos de meus alunos após 2 semanas de uso das folhas de moringa.

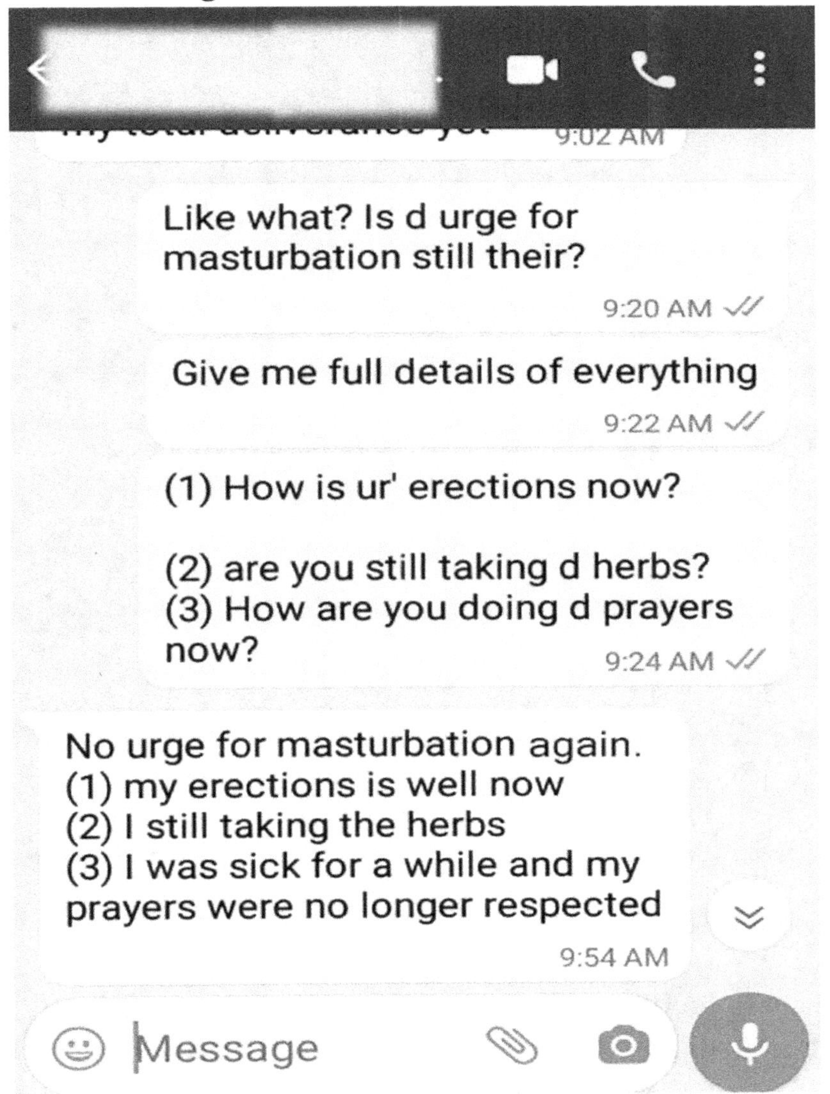

No curso do livro, discuto em detalhes como preparar as folhas de moringa para uso, como misturá-las e a dosagem para resultados efetivos.

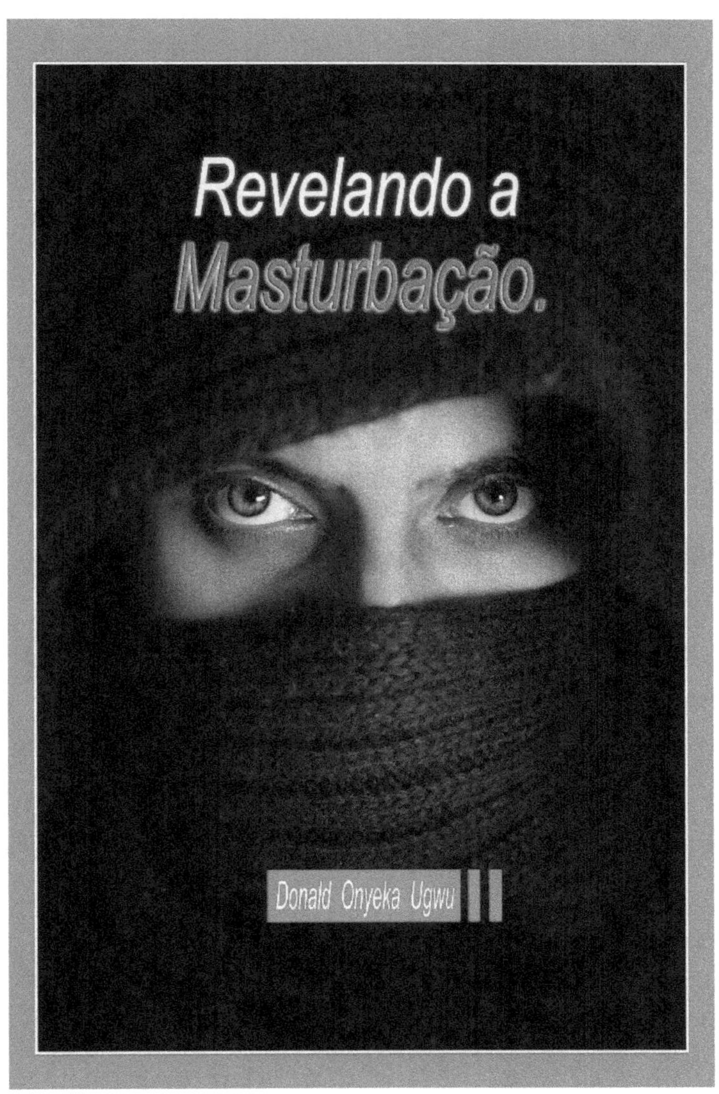

 Os benefícios que você obterá através do CURSO DE
REVELAÇÃO DA MASTURBAÇÃO?

(1) Acesso ao instrutor pessoal que fará guilda e dará sua mão à liberdade.

(2) Você se liberta do vício em masturbação por meio do que aprende neste livro.

(3) Você aprenderá como reverter a ereção fraca e mole e a ejaculação rápida. através das ervas (moringa) neste livro.

(4) Você aprenderá como reverter o encolhimento e o pênis pequeno de volta ao normal. através das ervas.

(5) Você aprenderá como curar a fadiga (dor no corpo) e a dor na cintura através das ervas contidas neste livro.

(6) Você obterá conhecimento de como reverter o vazamento de sêmen.

(7) Você obterá conhecimento de como funcionam os vícios da masturbação.

**Benefícios espirituais que você obterá ao se inscrever
neste curso de livro?**

(1) Seu crescimento espiritual será estável pelo que você aprendeu neste livro.

(2) a sensibilidade espiritual será restaurada através do programa de fogo contido no livro.

(3) o que os inimigos roubaram através da masturbação será restaurado através do programa de 21 dias contido neste livro.

(4) a comunhão com o Espírito Santo será restaurada.

(5) você entenderá a implicação espiritual da masturbação.

(6) liberdade da esposa/marido espiritual devido à porta espiritual aberta pela pornografia e masturbação.

Resumo do curso do livro Desvendando a Masturbação.

(1) É um livro didático que inclui tarefas para avaliação,
aconselhamento, orientação e responsabilidade. foi escrito e
projetado exclusivamente com o masturbador em mente.

(2) Cada capítulo vem com uma tarefa para os alunos fazerem e
enviarem de volta ao seu instrutor pessoal para avaliação,
aconselhamento e instruções adicionais.

(2) É um livro que ensina profundamente sobre o vício da
masturbação e o que causa o vício (os hormônios cerebrais por
trás do vício e o espírito por trás da escravidão).
E como acabar com o vício, como reverter os efeitos colaterais.
tem 172 páginas, Ao mesmo tempo que serve como um manual
de auto-libertação, contém mais de 250 livros inspirados pelo
Espírito Santo
pontos de oração de libertação direcionados com programa de
21 dias para matar o desejo de masturbação. também educa
sobre as ervas (moringa) que irão reverter os efeitos colaterais e
como
para usá-los.

Contatos:

+2348075320971
Pastor Don Onyeka Ugwu
pastor_don_onyeka_ugwu

Revelando a Masturbação.

+2348148849602.

pastordonaldonyekaugwu@gmail.com

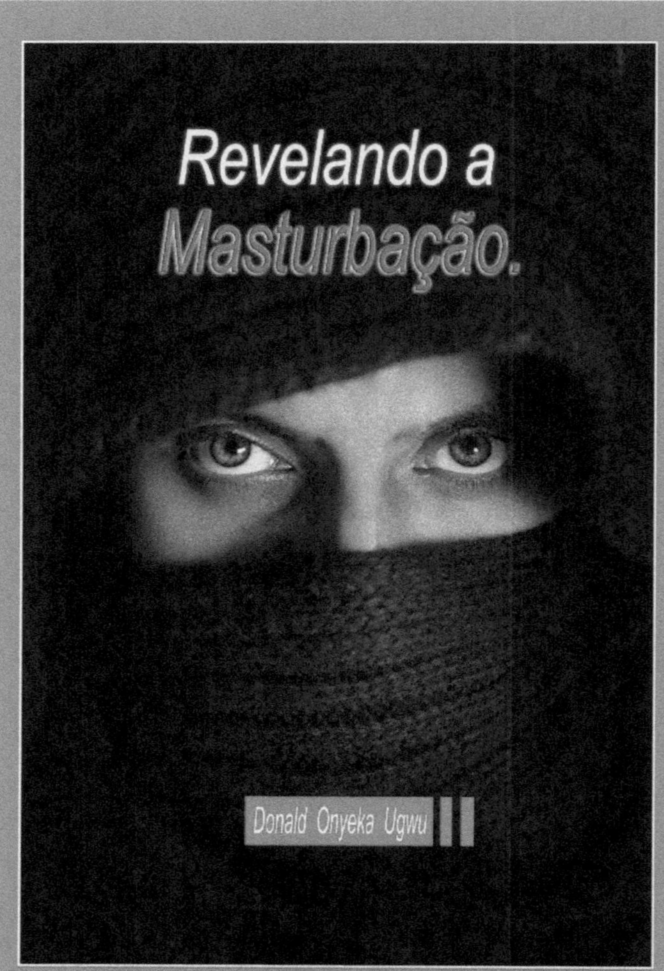

Revelando a
Masturbação.
Donald Onyeka Ugwu

Power

To Knock Down Spiritual Wives and Husbands..

Pastor Donald Onyeka Ugwu

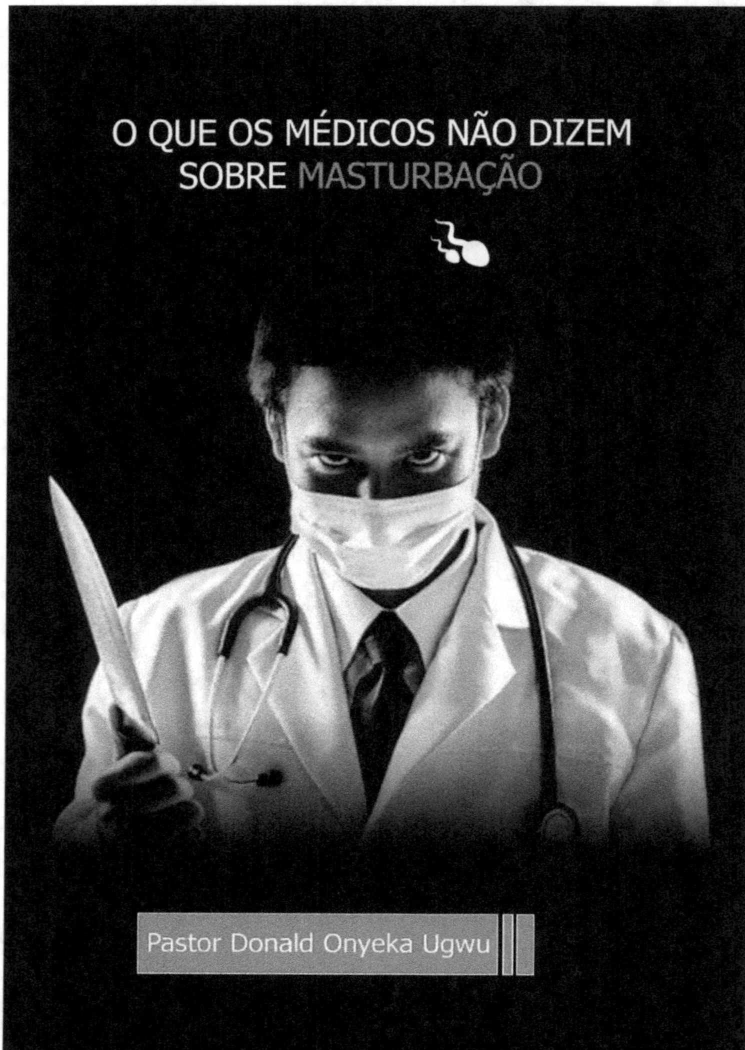

O QUE OS MÉDICOS NÃO DIZEM
SOBRE MASTURBAÇÃO
Pastor Donald Onyeka Ugwu